LETTRE III.

OU

OBSERVATIONS

Sur deux prétendues Réponses, à deux Lettres publiées à l'occasion du Remède de M. DE TORRÉS pour la guérison des Maladies Vénériennes.

Par M. DIBON, Chirurgien ordinaire du Roy dans la Compagnie des Cent-Suisses de la Garde de SA MAJESTÉ.

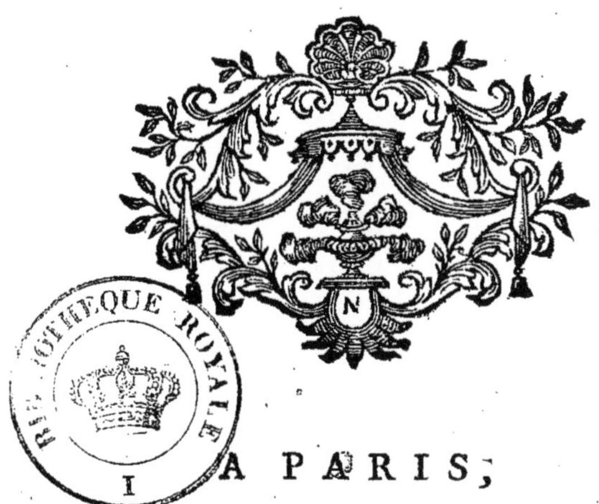

A PARIS,
Chez DELAGUETTE, Imprimeur du Collége & de l'Académie Royale de Chirurgie, rue S. Jacques, à l'Olivier.

M. DCC. LIV.
Avec Approbation & Privilége du Roi.

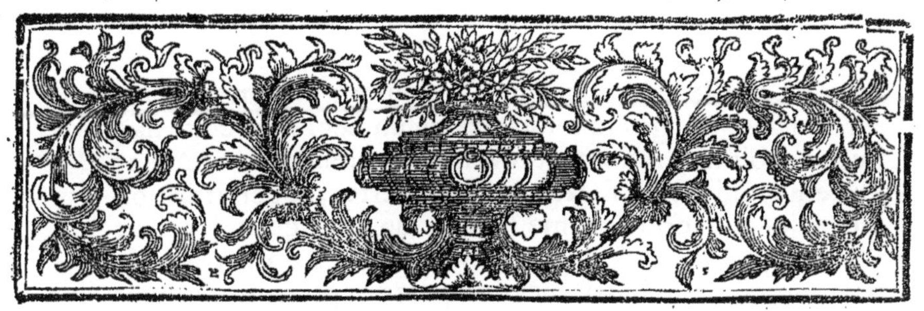

LETTRE III.

OU

OBSERVATIONS

Sur deux prétendues Réponses, à deux Lettres publiées à l'occasion du Remède de M. DE TORRÉS, pour la guérison des Maladies Vénériennes.

Par M. DIBON, Chirurgien ordinaire du Roi dans la Compagnie des Cent-Suisses de la Garde de SA MAJESTÉ.

ONSIEUR,

LE Remède de M. *de Torrès* pour la guérison des Maladies Vénériennes, s'est annoncé avec trop d'éclat &

trop de confiance, pour que l'Auteur pût se flatter d'être à l'abri des préjugés raisonnables qu'un Secret de cette nature devoit naturellement réveiller. J'attendois néanmoins du tems, qui met le sceau aux découvertes, la confirmation de celle-ci, lorsqu'on me fit voir un Malade qui venoit d'échapper au Spécifique nouveau. Après avoir vérifié le fait, je communiquai mes scrupules à plusieurs Artistes de la Profession : leurs soupçons avoient prévenu les miens. Ils crurent que l'intérêt du Public exigeoit qu'on le précautionnât contre le goût de la nouveauté si dangereux dans une pareille matiere, & je fus chargé d'écrire. Voilà le seul objet des deux Lettres que j'ai publiées à l'occasion du Remède de M. *de Torrès.*

Pour mettre le Lecteur en état de juger sur le vû des Pièces, il me paroît à propos de faire une courte analyse de ces deux Lettres, & de remettre sous les yeux les traits qui ont le plus blessé les Partisans du Médecin Espagnol.

I. LETTRE. Après avoir dit dans la premiere, que je n'avois encore rien vû qui pût me déterminer en faveur du nouveau Remède, voici comme je m'exprime à la page 8.

» Comme il y a des Malades qui mettent tellement leur » confiance dans les frictions, qu'ils croiroient n'être pas » guéris, si l'on n'en faisoit usage à leur égard ; un Prati- » cien qui veut gagner la confiance, peut avoir ses raisons » pour publier qu'il ne guérit que de cette maniere, lors » même qu'effectivement il tient une conduite bien diffé- » rente. On employe alors les Remèdes intérieurs, & » pour satisfaire le Malade, on lui administre les frictions » avec une composition indifférente par elle-même, & » qui sert seulement à tranquilliser son imagination.

Je rapporte à cette occasion l'exemple d'un Chirurgien qui dans pareils cas faisoit prendre mes Bols au Malade, & qui lui donnoit des frictions avec l'onguent *Populeum* & l'Ardoise en poudre mêlés ensemble. Il est vrai que je laisse soupçonner, que la Pomade du Docteur Espagnol pourroit être tout aussi innocente ; mais je n'attaque point l'efficacité du Remède intérieur qu'il y joint souvent, & que, suivant sa Lettre même à M. *Vernage*, il fait au moins conjecturer être le fondement de la guérison.

Je l'ai dit de bonne-foi, & je le répéte : je serai charmé d'être convaincu par des expériences multipliées de la supériorité de son Spécifique, & dans l'heureuse nécessité d'en devenir le panegyriste.

Je parle encore dans cette Lettre de deux sujets, sur qui M. *de Torrès* avoit essayé son Remède avec assez peu de succès. Le premier étoit depuis plus de quatre mois entre ses mains, & sa guérison étoit incertaine. L'autre avoit absolument résisté à un très-long traitement, & se trouvoit au même état que le premier jour. C'est celui dont j'ai décrit la situation, & qui est actuellement chez moi. L'événement justifiera, ou condamnera ma confiance.

Enfin je termine ma Lettre, en proposant à M. *de Torrès* de prendre tous deux un nombre égal de Malades, & de les traiter chacun de notre côté, en nous soumettant l'un & l'autre de rendre justice à celui qui auroit opéré plus doucement, plus sûrement & plus promptement.

Ainsi cette Lettre se réduit à élever des doutes justes, & fondés sur les circonstances, pour conduire à examiner plus attentivement un Remède dont la célébrité demandoit la plus exacte discussion.

Plusieurs guérisons peu sûres ou mal constatées paroissoient confirmer mes soupçons au sujet du nouveau Spécifique : je reprends la plume, en protestant que je ne prétends pas que le Docteur Espagnol n'ait jamais opéré de guérison, & que je défére sur ce point aux témoignages respectables qui sont rapportés dans sa Lettre ; mais j'ajoûte que je crois pouvoir continuer encore à douter de l'infaillibilité du Remède. Ce qui m'indisposoit le plus, c'est la cure de plusieurs Gonorrhées que M. *de Torrès* attribuoit au seul effet de sa préparation de Mercure L'incapacité reconnue d'une pareille préparation pour la guérison de ces

II. LETTRE.

Maladies m'avoit justement révolté. Et quel est l'Artiste un peu versé dans l'usage de ce Minéral qui n'a pas pensé comme moi (*) ? Je me suis donc inscrit avec fondement contre cette prétendue propriété supposée gratuitement au Mercure, & j'ai crû que c'étoit le cas d'appliquer au Remède du Docteur la règle connue : *Qui prouve trop ne prouve rien.* Je ne répéterai point les raisons que j'ai déduites dans ma Lettre, on peut les voir aux pages 5 & 6.

La Lettre de M. *Dieuzaide*, Maître en Chirurgie, cette Lettre qui a fait tant de tort à l'Auteur, sans rien prouver en faveur de M. *de Torrès*; est un Ecrit outré sur lequel il étoit bien difficile de garder le silence. La merveilleuse guérison du Gentilhomme de Bretagne; des Ulcéres qui se cicatrisent après deux frictions d'un Mercure si doux qu'il ne fait pas même saliver : ce sont-là des faits si peu vraisemblables, que la plus grande crédulité se soulève au simple récit.

La plus grande partie de ma seconde Lettre roule sur des exagérations échappées à M. *de Torrès* lui-même dans sa Lettre à M. *de Vernage*. On fait dire à un très-grand Médecin que c'est *un secret bien plus précieux que la Pierre Philosophale*. Les plus célèbres Maîtres de l'Art veulent l'acheter, & font à M. *de Torrès* des offres excessives que pourtant il n'accepte point. Tout respire ici l'hyperbole;

(*) Voici ce que m'écrit à cette occasion un très-célèbre Praticien, Membre de l'Académie Royale de Chirurgie, & Chirurgien Major d'un Hôpital Royal & Militaire.

» Ce qui me flatte le plus dans votre seconde Lettre, a été de » relever l'abus que le Mercure est favorable à guérir les Rhumatismes & les Gonorrhées. Si quelqu'un réfute ce sentiment, je me » mêlerai de la querelle avec de bonnes observations qui prouveront que le Mercure est non-seulement indifférent, mais même » contraire au Rhumatisme & à la Gonorrhée. Voici bien-tôt » onze à douze mille hommes qui m'ont passé par les mains pour » ce genre de maladies; j'ai eu lieu de remarquer que votre sentiment est fondé sur la meilleure pratique.

mais si ces circonstances sont vraies, elles sont assurément peu croyables, & par-là bien près d'être ridicules.

A la fin de cette même Lettre, je renouvelle le défi que j'avois fait dans la précédente. Dans ces combats d'émulation, il n'y a qu'à gagner pour le Public : il est éclairé par l'événement, aux dépens de celui qui succombe ; il sçait où placer sa confiance.

Telles sont en substance mes deux Lettres. Elles m'ont attiré deux différentes réponses : l'une a été publiée sous le nom du sieur *Mollée*, soi disant Chymiste, & connu par sa quintessence prétendue Antivénérienne ; l'autre est d'un M. *Bertrand*, qui se porte pour Malade en titre d'office de M. de *Torrès*, & qui en outre se qualifie Docteur en Médecine. Je me propose d'examiner séparément ces deux Ecrits : mais je déclare ici que je n'entends point répondre personnellement, ni au sieur *Mollée*, ni à M. *Bertrand* lui-même, quoique Médecin. Ce n'est qu'au Public que je prétends m'adresser, & j'entre en matiere.

Le sieur *Mollée*, comme il l'observe fort bien, n'avoit pas besoin d'intervenir dans ma querelle avec M. de *Torrès* ; mais j'ai placé sa Quintessence dans l'ordre des Remèdes incertains, & il a crû la justifier, en essayant d'attaquer ma réputation que lui seul croit mourante ou éteinte, & qui reprend de nouvelles forces aux dépens des ignorans ou des envieux qui voudroient s'élever sur ses ruines. Réponse du Sr Mollée.

» On ne sçait point, dit il, quel a été l'objet de ma pre- » miere Lettre. » Je viens de l'expliquer nettement, & je ne me répéterai point.

Je n'ai rien prouvé, selon lui, contre la méthode de M. de *Torrès*. J'avoue que j'ai voulu seulement faire voir, ou qu'elle ne consistoit pas dans la seule préparation de son Mercure, ou qu'elle étoit peu différente de la méthode par extinction ; & je l'ai prouvé par des conjectures assez vraisemblables de la seule façon dont je voulois le prouver, c'est-à-dire, pour avertir les Malades de ne pas se confier trop légérement à un Remède qui s'annonçoit avec un appareil suspect.

Le ſieur *Mollée* prétend, que je décris avec emphaſe quatre cures que je dis avoir faites, & dont il faut croire le ſuccès ſur ma parole, au moins à l'égard de trois. Une deſcription Phiſiologique, ou rien d'étranger au ſujet, eſt pour ce Docteur à ſecrets une emphaſe! Mais c'eſt une mépriſe de termes qu'il faut bien pardonner à un homme qui n'a pas les premieres notions de l'Art, dont par je ne ſçais quel hazard il tâche d'embraſſer une branche. C'eſt ainſi qu'il appelle une Lettre de 12 pages imprimée en gros caracteres, *une Lettre volumineuſe*, parce que cette Lettre eſt in-4°, & que la ſienne qui a le même nombre de pages, mais en bien plus petits caracteres, n'eſt qu'in-12. Quant au ſuccès de mes quatre cures, je n'ai rien avancé que de vrai. Mais comme je ne ſuis point dans l'uſage d'aller, à chaque opération, mandier comme lui des certificats, s'il ne veut pas qu'on m'en croye, il faut qu'il prouve le contraire; & c'eſt où j'attends ce Chymiſte.

Il ajoute que les Perſonnes de l'Art & le Public mieux inſtruits que lui ont apprécié ma Méthode. Elle a ſans doute eſſuyé des contradictions: mais 35 années d'expériences, & une Penſion de 1000. liv. accordée à mes ſervices par Sa Majeſté, ſont, je crois, des titres ſuffiſans. J'ai donc fait mes preuves il y a long-tems, & le ſieur *Mollée* ne fait tout au plus que commencer les ſiennes. Je ſouhaite après tout que ſa Quinteſſence, après avoir ſubi les mêmes épreuves, ne ſoutienne point ſa réputation plus mal que je ne fais celle de ma Méthode.

Je ne ſuivrai point le ſieur *Mollée* dans l'Hiſtoire de ſon Remède, qu'il a copiée d'après l'Ecrit diſtribué ſous ſon nom il y a quelques mois. Voici l'Article qui l'a bleſſé. Dans la premiere de mes Lettres je m'exprime ainſi dans une ſimple Notte. « Il faut obſerver que cette diſſolu» tion (Mercurielle) demande une certaine préparation, » ſans laquelle elle excite immanquablement des vomiſſe» mens conſidérables. Nous en avons un exemple dans

un

» un Remède qu'un nouveau Chymiste vient de publier
» dans une Brochure intitulée, *Méthode de traiter les Maladies Vénériennes, au moyen d'une Quinteſſence.* Cette
» prétendue Quinteſſence n'eſt autre choſe, qu'une diſſolution de Mercure préparée ſans beaucoup d'Art; auſſi
» ceux qui en ont fait uſage ont-ils été cruellement fatigués par les vomiſſemens qu'elle leur a fait ſouffrir. Je
» pourrois interpeller ici le témoignage de M. de *Torrès*.
» Ce Médecin, ayant manqué un Malade (qui avoit été
» manqué de même par le nouveau Chymiſte Mollée)
» diſcontinua l'uſage de ſon prétendu Mercure, & eut
» recours à la diſſolution Mercurielle; cette reſſource ne
» lui réuſſit pas. Le Malade eut l'eſtomac briſé par la fréquence des vomiſſemens. A cette indication, jointe au
» goût aigre qui dominoit ſur celui des Drogues dont la
» Ptiſanne étoit compoſée, il reconnut que le diſgracieux
» breuvage, dont M. de *Torrès* l'avoit fatigué, n'étoit
» autre choſe que la prétendue Quinteſſence du ſieur
» *Mollée*. Il le ſoutint au Médecin; mais il n'en fut pas
» plus avancé. A mon égard, j'ai fait quelquefois uſage
» de cette diſſolution; mais jamais les Malades n'ont été
» incommodés de vomiſſemens, parce que je ſçai l'adoucir de maniere qu'elle ne peut produire aucune fâcheuſe impreſſion ſur les fibres de l'eſtomac. Au reſte je crois
» devoir avertir, que l'uſage des diſſolutions Mercurielles
» peut quelquefois être dangereux; mais ce qui eſt certain,
» c'eſt que cette pratique eſt preſque toujours inſuffiſante,
» pour détruire un vice qui a communiqué ſon caractere
» à toutes les liqueurs. Elle ne peut tout au plus avoir lieu,
» que lorſque le vice eſt local, encore ſon effet n'eſt-il pas
» bien certain.

Ici le ſieur *Mollée* veut me trouver inconſéquent. Il voit de la contradiction entre cette obſervation juſte & vraie ſur le danger, ou ſur l'inſuffiſance des diſſolutions Mercurielles, & un fait qui m'eſt perſonnel, articulé plus haut dans ma Lettre. Ce fait eſt clair.

Je rapporte, que pour m'accommoder aux répugnances d'un Malade qui ne pouvoit, ou ne vouloit point avaler de Boles, je lui fis prendre tous les jours de la Prisanne légerement purgative, dans laquelle je mis une certaine dose de dissolution Mercurielle, *qui réussit au-delà de mes espérances, & guérit parfaitement le Malade.*

Je demande si, après avoir dit qu'une chose que j'ai tentée pour un cas unique a réussi au-delà de mes espérances, je ne puis pas ajouter très-conséquemment & en bonne Logique que l'usage en est quelquefois dangereux, & presque toujours insuffisant? De quel côté est donc la justesse? Le reste du raisonnement que le sieur *Mollée* fait d'après cette belle induction, porte ainsi totalement à faux, & je ne le suis point, pour abréger.

Le sieur *Mollée* ne me pardonne point l'irrévérence avec laquelle je confonds sa prétendue Quintessence avec les autres dissolutions de Mercure. Il ne veut pas que j'y soupçonne moins de merveilleux, ou moins d'Art qu'il soutient y en avoir mis. Il me répond que pour la faire, il faut être plus Artiste que je ne le suis. C'est payer tout au plus une présomption par une autre présomption: laissons faire au tems; il nous jugera.

Ce Chimiste ne peut pas non plus digérer l'endroit de ma Note où j'ai dit, que sa Quintessence, quelle qu'elle soit, excitoit le vomissement, & qu'il a manqué un Malade. On verra que c'étoit lui faire une assez bonne composition, que de me borner à ces deux reproches. Cependant je n'ai rien avancé que sur la foi de son malade, & sur celle de M. de *Torrès*. La Quintessence du sieur *Mollée* employée de nouveau par le Docteur Espagnol sur l'homme qu'elle avoit manqué entre les mains de l'Inventeur, n'a dû produire que son effet ordinaire. Mais lorsqu'on cite ses garans, manque-t'on de sincérité? C'est au sieur *Mollée* lui-même à lui faire dire le contraire, non à moi à discuter des faits qui me sont entiérement étrangers.

Le sieur *Mollée* semble trouver mauvais que je ne lui

faſſe pas le même défy que je fais à M. de *Torrès* : il l'accep-
» teroit, dit-il, avec beaucoup de plaiſir.

Il ne s'agiſſoit pas du ſieur *Mollée* dans ma Lettre : je n'ai parlé de ſa Quinteſſence qui n'attiroit pas mon attention, qu'à l'occaſion des diſſolutions de Mercure, & des mauvais effets que j'en ai vûs. Mais s'il veut accepter un autre défi, je lui offre en ma place M. *Sudan* qui a été douze ans mon garçon, qui pratique depuis long-tems, & qui a, auſſi-bien que le ſieur *Mollée*, une diſſolution de Mercure, qu'il a décorée avant lui du beau nom de *Quinteſſence*. Je ne puis faire face par-tout, & M. *Sudan* n'eſt que trop bon pour lui : je l'aurois même engagé de lui répondre, ſi je n'avois cru devoir ménager un tems qu'il employe avec plus de fruit, & dont j'ai bien voulu perdre un inſtant à lire l'écrit du ſieur *Mollée*, pour en oublier enſuite l'Auteur.

La réponſe du ſieur *Mollée* finit par une plaiſanterie. Je dis dans ma Lettre, que j'ai entrepris un Malade que M. de *Torrès* n'a pû guérir, par le plaiſir d'être au nombre de ceux qui pourront réparer ſes fautes.

Le ſieur *Mollée* ſur cela loue ironiquement mon zéle : il trouve dans mon entrepriſe de la reconnoiſſance & de l'équité. Comme il prétend qu'on a réparé mes fautes, en revanche je veux, dit-il, réparer celles des autres à mon tour, parce que j'aime à m'acquitter. Voilà du moins un trait de gayeté, qui dédommage de l'ennui de ſa Lettre. Mais s'il fait rire le Lecteur, il n'eſt guères propre à le perſuader. Pour que la plaiſanterie fût bonne & fît ſon effet, il falloit d'abord prouver les dettes.

Il y a plus de ſubtilité que de jugement dans ce qui ſuit. » C'eſt, dit-il, ſans doute par diſtraction que j'ai laiſſé
» échapper une expreſſion contraire aux ſentimens d'un
» vrai Citoyen, en diſant, *le plaiſir de réparer les fautes*, *&c.* Le ſieur *Mollée* ſouhaite, dit-il, que tous les remèdes ſoient efficaces, que tous les Malades guériſſent. Je le déſire auſſi ſincérement que lui ; mais comme je con-

nois un grand nombre de remédes inefficaces & peu sûrs, je saisis avec beaucoup de plaisir toutes les occasions d'y suppléer, & je n'ai garde d'envisager ces précieuses occasions d'être utile, comme un désagrément pour moi. En pensant ainsi, je crois être aussi bon Citoyen que le sieur *Mollée*.

Je devrois peut-être en rester là, & me contenter des avantages que le sieur *Mollée* m'a donnés sur lui bien gratuitement : car l'endroit de ma Lettre qui le regarde, n'étoit qu'une observation faite en passant, sans aucun dessein formé de lui nuire ; c'étoit, si l'on veut, tout au plus une espéce de pronostic que j'abandonnois aux événemens. Mais puisqu'il me force lui-même à commenter la Note en question, je vais ajouter un fait important dont je crois être comptable au Public. J'ai entre les mains une Lettre missive d'un habile Chirurgien de Bourdeaux qui s'exprime de cette maniere au sujet du sieur *Mollée*, » Quoique différens Certificats constatent l'efficacité de celle (la Quintessence) du prétendu Chymiste, néanmoins il n'est dit » que par des personnes qui lui étoient totalement vouées » que ce fut par le seul secours de cette Quintessence ; » tandis que les autres moins prévenus sçavent, comme » M. *Bellay*, notre Lieutenant & moi qui fûmes nommés » par ordre de nos Magistrats, que ce Chimiste *a raté* » *deux fois une Nourrice* des Enfans trouvés ; ce qui fut » constaté par deux de nos rapports, qu'il s'est bien gardé » de faire imprimer comme les autres. Et si tous les symptômes ont disparu à la troisiéme fois, comme l'assurent » un des Messieurs *Fourcade*, & un certain M. Dabesié » Privilégié . . . . . si, dis-je, la Maladie a paru guérir, je » sçai par la Malade même, & les Sœurs de cet Hôpital, » que c'est à force de Ptisanne sudorifique & de purgatifs souvent réitérés. Aussi avons nous constaté nos doutes sur la parfaite guérison par un troisiéme rapport. Nous » sommes à même d'écrire dans le Pays où cette femme » réside à présent, pour sçavoir ce que son mal & elle

» sont devenus. La fin découvrira l'œuvre. « Cette Lettre dattée du 18 Mai 1754. a été écrite dans des circonstances qui ne sçauroient être suspectes, puisque ni le Chirurgien de Bourdeaux, ni moi ne pouvions prévoir *la Réponse du sieur Mollée*, publiée plus de quinze jours après.

Mais indépendamment d'un fait qui répand des doutes si légitimes sur les vertus occultes de sa Quintessence, comment ose-t-on s'exposer à l'événement d'un secret qui, même en lui accordant tout le merveilleux que le sieur *Mollée* lui suppose, n'est après tout qu'un *Secret*, c'est-à-dire, un reméde dû souvent au hazard & dont l'effet manque ou réussit suivant les dispositions qu'il trouve ? Comment peut-on surtout se confier à une pratique aveugle, & qui n'est dirigée par aucun principe ? Le Sr *Mollée* n'est ni Médecin ni Chirurgien ; il ne prend que la qualité de Chimiste. C'est donc tout au plus un Opérateur spagirique, qui doit nécessairement aller à tâtons dans l'application de son reméde.

Cet inconvénient qui est très-considérable, n'est pas le seul que j'envisage dans la pratique du sieur *Mollée*. Combien de cas se rencontreront, où des accidens très-communs dans les Maladies qu'il prétend traiter, mettront cet Opérateur en défaut ! Comment fera-t'il, lorsqu'il s'agira d'ouvrir des tumeurs vénériennes, où la matiére se sera formée avant l'administration de sa Quintessence ? Il sera donc obligé de renvoyer le Malade, ou d'avoir recours à un Chirurgien. Et qu'il est agréable à un homme qui comptoit ne confier son état qu'à une seule personne, d'être forcé de le découvrir à deux, & par conséquent de subir une double humiliation ! Je laisse étendre ces réflexions au Lecteur, & je quitte le sieur *Mollée*, pour passer à M. BERTRAND.

Réponse de BERTRAND.

PUISQUE c'est la reconnoissance qui a suscité ce Défenseur à M. de *Torrès*, il faut en féliciter le Docteur Espagnol, & tenir compte à M. *Bertrand* d'un sentiment si louable. Sans un pareil motif en effet, il sembleroit tomber des nues. Mais M. *Bertrand* eſt en régle : il établit ſolidement l'intérêt qu'il a dans la conteſtation, par le détail des infirmités dont l'a guéri M. de *Torrès*. Peut-être il paroîtra ſingulier, qu'un homme pour avoir un prétexte de ſe jetter dans une querelle, où dans le fonds il n'avoit que faire, s'aviſe de nous parler de ſa lépre, & de repréſenter ſon corps *tellement couvert de Dartres vives, que toute ſa ſurface n'étoit qu'un ulcère* : car voilà très-exactement le portrait que M. *Bertrand* offre à ſes Lecteurs. Mais n'y a-t'il pas bien du courage à ſurmonter une fauſſe honte, une pudeur mal entendue ; à ſacrifier généreuſement à la réputation de ſon Médecin les répugnances que les hommes de l'état même le plus vil, ont à faire l'aveu de ces ſortes de maux ? Ce qui peut augmenter la ſurpriſe, c'eſt que ce Malade Evangélique, ce Lépreux ſi reconnoiſſant qui vient, au ſortir de la Piſcine, nous faire l'hiſtoire de ſes playes, & nous montre ſes cicatrices, eſt lui-même un Médecin à qui l'on peut dire : *Medice cura te ipſum*.

M. *Bertrand*, dira-t'on ſans doute, devoit ſe contenter de joindre ſon témoignage à ceux des ſoixante-ſeize Médecins, & des vingt-huit Maîtres en Chirurgie qu'il prétend avoir certifié les cures de M. de *Torrès*. Mais ce n'étoit faire après tout qu'un acte de Juſtice ordinaire ; le zéle de M. *Bertrand* exigeoit de lui des œuvres de Surérogation. Ainſi quittant la qualité de Malade pour reprendre celle de Médécin, il ſe bat pour M. de *Torrès*, ou pour la réputation de ſon Spécifique, comme s'il en étoit de moitié.

Quoiqu'on ſçache à peu près à quoi s'en tenir ſur l'Ulcère univerſel de M. *Bertrand*, de la façon dont il s'explique, ou dont il ne s'explique pas, il ſemble vouloir qu'on le devine. En auroit-il méconnu l'eſpéce ? Un Médecin ne conviendroit pas qu'il a ignoré juſqu'à la nature de ſon mal. Il faut donc qu'il veuille en faire un miſtére : mais en nous laiſſant deviner, il ne voit pas que ſa guériſon ne prouve rien pour le remède de M. de *Torrès*; ou que, ſi elle peut prouver quelque choſe, c'eſt préciſément contre lui même. En effet, ſi, pour l'honneur de M. *Bertrand*, je dois ſuppoſer que ſes Dartres n'étoient rien moins que Vénériennes, leur guériſon prouve ſeulement que le remède de M. de *Torrès* eſt bon pour les Dartres ordinaires, & ne juſtifie point du tout ſon efficacité pour l'objet dont il s'agit uniquement entre nous. M. *Bertrand* alors n'aura pas ſervi M. de *Torrès*, comme c'étoit ſon intention. Il fait un peu plus pour lui, ſi les Dartres étoient Vénériennes : mais peut-on s'imaginer qu'un homme public annonce dans un écrit public, qu'il s'eſt trouvé dans un cas fâcheux qui n'inſpire point la confiance ?

M. *Bertrand* a ſuivi d'office tous les Malades de M. de *Torrès*. » Je vois, dit-il, tous les jours ceux qui ſont dans » ſa maiſon. Voilà donc M. *Bertrand* en état de défendre contre tous venans l'honneur du Spécifique Eſpagnol. Il ne ſe contente pas de cet avantage : il s'efforce de décrier mon remède, qu'il aſſure être tombé dans l'oubli. Je ne traite à la vérité ni Médecins, ni Chirurgiens ; mais j'ai toujours des Malades, & je les guéris.

La réponſe de M. *Bertrand*, au moins pour la plus grande partie, n'eſt qu'une eſpèce de commentaire, ou plutôt une répétition de la *Lettre à M. de Vernage*, publiée par M. de *Torrès*. On y retrouve les offres immenſes faites à ce Docteur pour le ſecret de ſon remède, les Lettres du même à MM. *Senac*, de la *Martiniere*, *Helvetius*, en un mot tout l'eſprit de ſa Lettre. M. *Bertrand* ne fait point du tout réflexion, qu'en prenant la plume pour M. de *Torrès*, il ne peut lui faire des moyens de faits qu'on ne ſçait que par lui-même, & qui d'ailleurs ſont fort étrangers à l'objet de mes deux Lettres, auſquelles il s'imagine répondre.

C'eſt par la même inconſéquence qu'il s'éleve tout-à-coup contre moi, comme ſi j'avois expreſſément attaqué l'autorité de ſon témoignage. » Je demande, dit-il, ſi on

» doit s'en rapporter à vous qui n'avez jamais vû ni M. de » *Torrès*, ni la couleur de sa Pomade, ni suivi le traite» ment d'aucun de ses Malades? Devez-vous être cru plu» tôt que moi qui ai été parfaitement guéri par ce remé» de, & qui en ai suivi l'administration sur un grand nom» bre de Malades? « Je demande à mon tour, si M. *Bertrand* a bien réfléchi sur cette disparate? Ai-je jamais contesté l'existence, ou la guérison de son Ulcére, quel qu'il puisse être? Sur quoi veut-il que le Public décide entre nous? Son nom n'est seulement pas cité dans mes Lettres; & je proteste devant toute la Terre que je ne le connois lui M. *Bertrand* (quoique Docteur en Médecine) que par sa Réponse & ses Dartres, puisqu'enfin il lui a plû de m'instruire qu'il avoit des Dartres que M. de *Torrès* a guéries. En passant, j'observerai que j'ai vû M. de *Torrès* qui m'est venu voir, & que je connois la couleur de sa Pommade. Je n'ai point suivi ses Malades, mais j'en ai deux entre les mains.

M. *Bertrand* qui s'identifie en quelque sorte avec M. de *Torrès*, accepte pour lui le défi que je lui ai fait dans mes deux Lettres. Ceci mérite une explication. Est-ce le Docteur Espagnol qui lui fait porter la parole, & qui par l'organe de son Malade accepte enfin ce défi? Ou M. *Bertrand* prétend-t'il retracer ces Ecuyers de Roman qui non seulement portoient les armes de leurs Maîtres, mais ferailloient encore au besoin pour eux. Pour moi dans ces deux cas, je suis prêt à soutenir mon défi contre l'un & l'autre: Nous commencerons, quand ils jugeront à propos.

Je ne perdrai point de tems à suivre, ainsi que M. *Bertrand* m'y invite, le traitement du Chirurgien qui est venu de 150 lieues trouver exprès M. de *Torrès*. M. *Bertrand* n'a pas sans doute examiné ce prétendu Malade avec son attention ordinaire. Car il auroit vû comme moi, qu'il ne s'est soumis au traitement de M. de *Torrès*, que pour satisfaire une imagination frappée. J'ai vérifié son état, & voici ce que j'ai trouvé. Le fond de sa gorge, partie sur laquelle

le

Virus a fait le plus d'impreſſion, eſt entiérement cicatriſé. Que reſte-il donc à faire au remède de M. de *Torrès*? Je dis plus : pourquoi donner à ce Chirurgien les frictions de deux jours l'un? Cette conduite me paroît extraordinaire, puiſque d'un côté le ſujet eſt très-vigoureux, & que de l'autre le remède, ainſi qu'on l'annonce, eſt des plus bénins. Que M. *Bertrand* tâche d'accorder ces contradictions de fait ; qu'il nous apprenne les raiſons pour leſquelles on fait languir un homme très-fort, & à qui par conſéquent rien n'empêche d'adminiſtrer tous les jours un remède extrêmement doux! Si, comme je n'en conviens pas, cet homme eſt réellement malade, la guériſon en ſera plus prompte. S'il n'eſt pas malade, comme j'en ſuis ſûr, que riſque-t'on à lui prodiguer un remède qui ne peut produire aucuns mauvais effets, ou plutôt pourquoi lui faire eſſuyer inutilement de nouveaux dégouts? M. de *Torrès* ſur l'avis de MM. *Aſtruc*, l'*Epine* & *Fizes* Médecins, & de MM. *Morand* & *Enrique* Maîtres en Chirurgie, m'avoit aſſuré qu'il ne traiteroit point ce prétendu Malade, parce qu'on ne voyoit en effet aucun ſymptôme d'une maladie véritable.

Au ſujet de la *Poudre d'ardoiſe*, dont je parle dans ma premiere Lettre, M. *Bertrand* fait un raiſonnement bien ſenſé : » Voilà, dit-il, votre conjecture & celle de quel- » ques autres, qui ſe ſont appliqués auſſi peu que vous à » connoître la Méthode en queſtion.

M. *Bertrand* convient donc que je ne ſuis pas le ſeul qui aye formé des conjectures! Je pourrois prendre acte de cet aveu ; mais comment prétend-t-il qu'on *s'applique à connoître la Méthode en queſtion?*

M. de *Torrès* inſinue que le ſecret de ſon Mercure conſiſte à le débarraſſer de ſes parties Arſenicales : mais ſon procédé qui lui a coûté ſept ans de travail, eſt encore un vrai problême à réſoudre. En attendant qu'on ait découvert le ſecret de M. de *Torrès*, on ne peut apprécier ſa Méthode que ſur les effets qu'on lui voit produire ; & ce ſont préciſément ces effets qui ont donné lieu à nos conjectures. Si M. *Bertrand* en sçait plus que nous, c'est qu'il a été plus à portée de donner à cette connoissance l'application qu'il voudroit exiger des autres, & c'est un avantage que personne assûrement ne lui enviera.

M. *Bertrand* se félicite d'un aveu que je n'ai jamais fait, du moins comme contraint : « Ce n'est pas peu, dit-il, » de vous avoir forcé d'admettre la vérité de ces gué» risons. » De quelles guérisons parle-t-il ! Il faut qu'il y ait dans sa Lettre une lacune énorme : car je défie le plus habile *Restituteur* de lier cela avec tout ce qui précéde. Est-ce lui d'ailleurs qui m'a forcé par l'évidence ou par le poids de ses preuves de reconnoître les guérisons opérées par M. de *Torrès* ? J'ai déféré, comme je le devois, à des témoignages respectables ; & quelle idée de violence peut-il trouver dans un mouvement naturel dicté par la seule raison !

Je n'entreprends point de justifier les *Astruc*, les *Faget*, les *Cantwel*, les *le Dran* & les *Moreau*, que M. *Bertrand* accuse, aussi bien que moi, d'avoir au moins manqué six fois des Malades que M. de *Torrès* a guéris. Ils n'ont pas besoin de défenseur, & je ne remarque en passant cette imprudente accusation, que pour l'honneur qui me revient de partager avec eux la mauvaise humeur de M. *Bertrand*.

Je confesse à M. *Bertrand* que je ne conçois pas le Phénomène de la préparation de M. de *Torrès*. Une Pomade où le Docteur Espagnol fait voir beaucoup de Mercure que d'autres qui en font l'examen ne voyent point du tout, est pour moi véritablement un prodige. Je laisse aux Chymistes à décider : « Si une Pomade Mercurielle, ou quali» fiée de ce nom, mais qui ne blanchit pas les métaux » contient réellement du Mercure ; si le Mercure ne blan» chit, qu'à raison de l'Arsenic qu'il contient ; s'il ne blan» chit plus les métaux jaunes, lorsqu'il est entiérement dé» pouillé des particules arsénicales qui seules ont cette » propriété ; s'il peut blanchir les métaux jaunes, lorsqu'ils

» ont été chauffés. » Je n'ai point entrepris de traiter toutes ces questions, & puisque M. *Bertrand*, tout Médecin qu'il est, veut bien convenir qu'il est lui-même embarrassé d'en rendre raison, il auroit tort d'en exiger plus de moi. Je lui abandonne ses conjectures qui peuvent être bonnes, mais que je n'adopterai cependant, que quand elles auront été confirmées par d'habiles Chymistes versés dans l'analyse de ce Minéral.

Voici, selon M. *Bertrand*, l'histoire du Spécifique Espagnol. M. de *Torrès* lui a confié, « Qu'il n'avoit fait que » saisir l'idée conçue par *Geber*, & sur laquelle ont travaillé » *Paracelse*, *Philalethe*, *Vanhelmont*, & d'autres Ecrivains ». Ce Docteur lui a dit encore, « que des Lettres qu'il a » reçues de M. *Van Swietten* lui laissoient entrevoir que ce » digne éléve de *Boerrhave* pourroit bien faire la même dé» couverte; parce que ce dernier Ecrivain en avoit appro» ché de si près, que M. de *Torrès* appréhendoit d'avoir » été devancé par lui. » C'est donc du sçavant *Boerrhave*, conclut tout de suite M. *Bertrand*, que M. de *Torrès* a puisé l'idée de sa préparation de Mercure. M. *Bertrand* ne songe pas qu'avec une pareille inconséquence, il contredit formellement son Auteur même, M. de *Torrès*. Il vient de nous dire, que le Docteur Espagnol reconnoissoit devoir à *Geber* & à d'autres Philosophes Hermétiques l'idée de sa préparation, & lui M. *Bertrand* en veut faire honneur à feu *Boerrhave*. Voilà où mene un zele indiscret.

Il étoit, ce me semble, très-inutile d'apprendre à ceux qui l'ignoroient, (Et qui le sçavoit à l'exception de M. *Bertrand ?*) *qu'on a ridiculement attribué cette découverte à une Dame*, pour ajouter, *qu'elle sçait autant de Chymie qu'il lui en faut pour préparer un Elixir contre l'Apoplexie, mais non pas assez pour avoir des idées si sublimes sur le Mercure.* Cette Dame que M. *Bertrand* (par la considération qu'elle mérite) n'auroit pas dû seulement citer, sçait assez de Chymie, pour qu'il ne fût pas ridicule de la supposer capable d'une découverte quelle qu'elle fut. Elle ne se pique pas sans doute d'avoir sur le Mercure des *idées sublimes*; mais il y a bien de l'apparence, qu'elle ne changeroit point ses *Gouttes* contre la Pomade Mercurielle.

J'ai dit sur la foi d'un Malade administré successivement & avec le même succès, d'abord par le sieur *Mollée*, & ensuite par M. *de Torrès*, qu'il avoit reconnu dans un breuvage que lui avoit donné le Docteur, le goût de la Quintessence du Chymiste, qui lui étoit bien familier. De-là M. *Bertrand* infere que je confonds le Remède interne de M. de *Torrès* avec celui du sieur *Mollée*. Cette bévue qu'il me prête gratuitement, est relevée d'une façon curieuse. » Moi même, dit-il, j'ai fait usage du Remède in- » terne du premier, & *vû attentivement* celui du second. » Celui là est une Poudre, celui-ci est une *liqueur qui a* » *un goût acide.* » Je passe à M. *Bertrand* de connoître même supérieurement le goût du Remede de M. de *Torrès* : mais comment a-t-il pû juger par les yeux, du goût de la Quintessence de *Mollée*, qu'il a vue seulement avec attention? Voilà un homme bien clairvoyant! S'il avoit bien lû l'endroit de ma Lettre où il a crû trouver une méprise, il s'en seroit épargné une à lui-même, & de plus une absurdité. Il auroit vû que je n'ai voulu dire autre chose, sinon que M. de *Torres* avoit fait prendre à son Malade une liqueur que ce dernier avoit reconnue pour être la même que celle du Chymiste *Mollée*, qui lui en fournissoit alors.

M. *Bertrand* n'est pas plus heureux en Questions, qu'en Raisonnemens. Il me demande : » Pourquoi mon Remède » n'a pas été assez efficace pour guérir le Malade (dont il est » parlé à la fin de ma premiere Lettre,) depuis trois mois « que j'en prends soin. « Il m'a lui-même préparé la réponse à son objection.

Ce Malade, à ce qu'il m'apprend, a d'abord été quatre mois entre les mains de deux Chirurgiens différens, & trois mois & demi entre celles de M. de *Torrès* : Total, sept mois

& demi. J'ai donc encore quatre mois & demi, pour atteindre à la durée des traitemens qu'a ſubis ce pauvre Malade. Mais quand il feroit un an entre mes mains, ce qui ſûrement n'arrivera pas, ſi je le guéris, comme je m'en flatte avec toutes ſortes d'apparences, j'aurai certainement plus fait que les trois Praticiens qui l'ont traité tour à tour.

Une choſe aſſez nouvelle pour moi, & qui le ſera pour tous ceux dont j'ai l'honneur d'être connu, eſt ce qu'ajoûte M. *Bertrand*; » MM. *Paignon* & *Gourſaud*, Maîtres » en Chirurgie, ne ſont pas peu occupés, dit-il, à traiter » les Malades que je manque; comme on le voit dans un » Mémoire lû depuis peu à l'Académie Royale de Chi» rurgie. Pour fonder un reproche auſſi grave, M. *Bertrand* auroit dû produire au moins quelque preuve, & articuler quelque fait: comme il n'en rapporte aucun, je ſuis bien en droit de conclure, que ce qu'il n'a pas fait, il ne l'a pû faire. En effet de tous les Malades qu'il prétend que je manque, ou que j'ai manqués, je le défie d'en nommer un ſeul; & s'il en connoît par hazard, je le ſomme expreſſément de les indiquer, afin que je répare mes torts, ou que je reſtitue ſur le champ, comme je m'y engage, ce que je puis avoir indûement reçu pour des guériſons imparfaites. Le prétendu Mémoire lû depuis peu à l'Académie Royale de Chirurgie, eſt une allégation du même genre, & de la nature des faits que la calomnie hazarde à toutes fins, ſans eſpérer même d'être crûe. Celui-ci par ſa gravité pourroit faire quelque impreſſion, s'il étoit énoncé moins vaguement. M. *Bertrand* s'eſt bien oublié de gliſſer ſi légérement ſur ce terrible Mémoire, & de n'en pas citer un trait, un ſeul trait. Deſtituée de vraiſemblance, la Calomnie devient trop palpable, & par conſéquent manque ſon effet. Au reſte j'oſe annoncer à M. *Bertrand*, que je ne crains aucun reproche de la part du Corps reſpectable qu'il a l'imprudence de compromettre. Pluſieurs Membres de cette Compagnie me font l'honneur de me marquer quelque conſidération. Après 35 années de travail, on ne me fera pas l'injuſtice de ternir publiquement ma réputation, & les égards qu'on ne voudroit point avoir pour ma capacité reconnue au moins dans la partie que j'exerce, on les auroit pour mes services, & je puis ajoûter, pour mes mœurs. Cette réputation qui m'est précieuse est donc hors d'atteinte, & je me flate de la laisser bien entiere à un Neveu que je chéris, & qui sçaura la soutenir.

L'Ouvrage de M. *Bertrand* finit par une idée plaisante & peut-être unique. Pour m'engager à respecter la Méthode du Docteur Espagnol, M. *Bertrand* m'avertit » de songer que » ce Médecin est toûjours sûr de trouver parmi ses Con- » freres & les miens, d'honnêtes-gens qui n'ayant jamais pû » être guéris que par lui, se feront un devoir particulier & » une gloire même, de détruire les idées aussi fausses que » désavantageuses que je m'efforce d'inspirer; c'est-à-dire, d'embrasser, comme il a fait, sa défense. Il est assurément bien glorieux pour M. *de Torrès*, d'être sûr de trouver toûjours des Malades manqués à guérir parmi les Médecins & les Chirurgiens, qui par reconnoissance à leur tour deviendront ses défenseurs. Mais les Médecins & les Chirurgiens sont-ils bien flattés (même au prix de la gloire que M. *Bertrand* conçoit à défendre un Remède qui les aura guéris) d'être représentés par cet Ecrivain, comme une ressource assurée pour la réputation du Docteur Espagnol, & l'objet continuel de ses soins? C'est pousser, à ce qu'il me semble, un peu loin le zèle.

Je ne puis me dispenser d'ajouter une observation générale sur l'Ecrit que je viens d'examiner. On voit que tout mon différend avec M. de *Torrès* n'étoit qu'une question de fait, dont la discussion ne pouvoit tourner qu'au bien de l'Art & du Public. Il me paroissoit intéressant de sçavoir, si son Remède est plus efficace & plus sûr que les méthodes ordinaires, & spécialement que la mienne. J'ai proposé sur cela mes doutes, & je m'en suis remis au surplus à l'expérience & au tems. D'ailleurs, nulle inimitié entre nous, nulle animosité de ma part, & pas la plus legère intention de décréditer M. *de Torrès* par aucun motif d'intérêt ou de jalousie. Cependant, après que nous nous sommes vûs, après que nous nous sommes même expliqués M. *Bertrand* s'imagine nous voir tous les deux aux mains, & prend parti contre moi. Je ne sçai si le Docteur Espagnol avoue ce singulier Défenseur; mais je suis sûr que sa défense ne peut jamais faire autant d'honneur à son héros, M. *de Torrès*, qu'elle deshonore l'Ecrivain. La futilité des raisonnemens, les contradictions, les bévûes sans nombre, en un mot la foiblesse extrême de toute cette Piéce, me font douter avec raison que l'Auteur puisse être Médecin; ou que, s'il existe en quelque lieu du monde un M. *Bertrand*, Docteur en Médecine, il soit l'Auteur d'un pareil Ouvrage.

Malgré moi, j'ai repris la plume: je la quitte avec la résolution de ne plus rentrer dans la lice. Je déclare donc en finissant, à tous les Apologistes présens & futurs du Remede de M. *de Torrès*, ainsi qu'aux Détracteurs du mien, que je leur laisse le champ libre, pour s'escrimer à leur aise offensivement ou défensivement; que je renonce à tous les Ecrits Polémiques; que celui-ci est le dernier que j'ai crû devoir encore me permettre, & qu'enfin je ne prendrai plus la peine de réfuter aucun de ceux qu'on pourra publier contre moi.

Je suis très-parfaitement, Monsieur, &c.

P. S. Pendant que je finissois cet Ecrit, un Homme qui porte sur soi tous les caractères de la maladie la plus complette, & qui a résisté au Remède de M. *de Torrès*, est venu se mettre entre mes mains. Je me ferai un vrai plaisir de le faire voir avant & après le traitement à M. *de Torrès* lui-même, & à son éloquent Défenseur. Il ne s'agit de leur part, que de m'indiquer un jour pour cette visite. Un exemplaire de ma Lettre, que j'adresse pour cet effet au premier, servira d'invitation à l'un & à l'autre.

APPROBATION.

J'Ai lû, par ordre de Monseigneur le Chancelier, un Manuſctir intitulé : *Troiſiéme Lettre, ou Obſervations &c.* & je n'y ai rien trouvé qui en puiſſe empêcher l'impreſſion. A Paris, ce 26 Juin mil ſept cent cinquante-quatre.

Signé, GIBERT.

Le Privilége ſe trouve à la premiere Lettre.

www.ingramcontent.com/pod-product-compliance
Ingram Content Group UK Ltd.
Pitfield, Milton Keynes, MK11 3LW, UK
UKHW020540230726
13925UKWH00006B/2384

9 782014 447194